64

$T\alpha$ 232.

MÉMOIRE

SUR

LA VACCINE,

LU A LA SÉANCE PUBLIQUE
DE LA SOCIÉTÉ D'AGRICULTURE,
DU COMMERCE ET DES ARTS,
le 30 Germinal dernier,

Par J. A. DUFAU, Docteur en Médecine,
et Vice-Président.

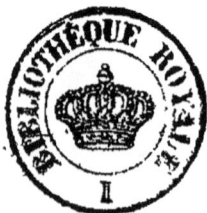

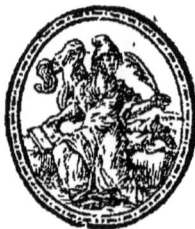

A MONT-DE-MARSAN,

Chez la Veuve d'Étienne-Vincent LECLERCQ,
Imprimeur de la Société.

AN IX.

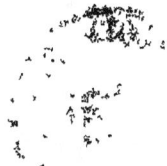

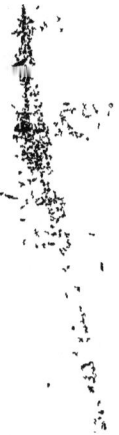

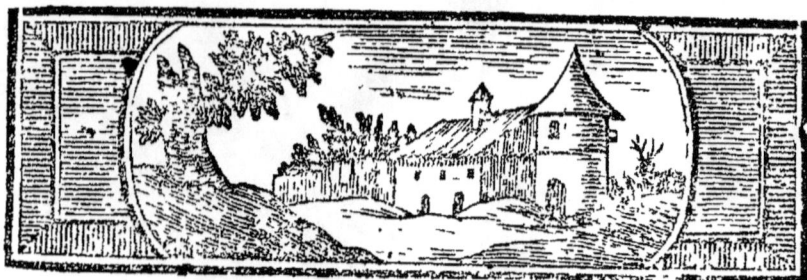

MÉMOIRE

Lû à la séance publique de la Société D'AGRICULTURE, DU COMMERCE ET DES ARTS, *le 30 Germinal dernier,*

Par le Citoyen DUFAU, Vice-Président.

CITOYENS,

JE veux vous parler d'une maladie observée depuis près de cinq ans, la première, peut-être, qu'on puisse regarder comme un bienfait de la Providence.

Son origine, ses effets si différens, si éloignés de toutes les idées reçues, ses avantages présens, l'espérance qu'elle nous donne de garantir enfin l'humanité du plus destructeur, comme du plus horrible fléau, ne paraîtront sûrement pas étrangers à l'objet de vos travaux. Dans un pays où la disette des bras se fait si vivement sentir, où la petite vérole exerce de

A

si cruels ravages dans les ateliers , et dans les campagnes , c'est utilement servir les arts et l'agriculture que de propager des découvertes aussi favorables à la population.

Des écrits nombreux, plus de cent mille expériences auxquelles son examen a donné lieu , ne pouvaient échapper au zèle des médecins de ce département. Les succès avec lesquels les citoyens *Thore* et *Dufourc* ont répété les essais faits en Angleterre , à Boulogne , à Paris , à Genève , à Reims , ne pouvaient me laisser indifférent pour un genre d'inoculation aussi généralement accueilli.

Pendant près de trois mois j'ai sollicité l'envoi du germe que je désirais soumettre à des épreuves directes. Fatigué d'une attente vaine, j'ai dû saisir le premier moyen que m'a offert le citoyen *Dufourc*.

Une circonstance aussi heureuse qu'imprévue, procura aux Anglais la connaissance de l'inoculation de la petite vérole. Ils la dûrent à un peuple ignorant et pauvre , au désir de conserver la beauté d'un sexe aimable , que ces barbares font servir à la plus honteuse des spéculations.

Un événement non moins favorable , aussi indépendant de toute combinaison , a fait découvrir les heureuses propriétés de la vaccine.

On observe dans le Glowcester une maladie

qui s'annonce chez les vaches, par l'éruption de deux ou trois boutons sur le pis, d'une teinte bleuâtre, quelquefois livides, avec inflammation de la peau environnante ; ces boutons dégénèrent souvent en ulcères phagédéniques, lorsqu'ils sont abandonnés à eux-mêmes ; l'animal paraît indisposé pendant la durée de cette éruption, et la secrétion du lait diminue.

Les domestiques employés à traire ces vaches, ne tardent pas à contracter la même maladie ; de semblables boutons se developpent sur la main ou le bras de celui qui a manié le pis affecté : elle est accompagnée de fièvre, de maux de tête, et de douleurs à l'aisselle. Les Anglais ont donné à cette maladie le nom de *cowpox* ou petite vérole des vaches.

De temps immémorial, il était reconnu que le cowpox garantissait pour toujours de l'infection variolique ceux qui en avaient été attaqués.

Cette observation très-importante, que trop long-temps, sans doute, on avait regardee comme un préjugé, ce résultat d'une expérience de plusieurs siècles, etait demeure sterile ; l'esprit d'invention et de rapprochement n'avait pas été jusqu'à la tentative d'un procédé capable de généraliser un effet aussi salutaire.

Le moment, l'époque de l'application d'une

vérité aussi féconde, arriva enfin, et le phénomène de la vaccine trouva un observateur
capable d'en prévoir les heureux effets, d'en
utiliser les résultats.

M. *Jenner* fut cet observateur ; ce médecin
vraiment philosophe, ne rougit pas de cher-
cher la lumière dans une opinion populaire :
il suivit la tradition, il observa la maladie, il
en fit le sujet de plusieurs expériences, dont
les résultats, publiés en 1798, ont constaté et
étendu l'influence et les bienfaits de la vaccine.

Les essais du docteur *Jenner* furent bientôt
répétés à Londres par les docteurs *Simmons*,
Péarson, *Thornton*, par le doct. *Woodville* ;
à Vienne par le docteur *Carro*, à Genève par
le docteur *Odïer-Aubert* et autres, sans que
les effets aient varié.

Le premier magistrat de ce département,
jaloux de donner à ses administrés un exemple
utile, fut à peine instruit des heureux efforts
du citoyen *Dufourc*, pour naturaliser à Saint-
Sever la nouvelle inoculation, qu'il s'empressa
d'y envoyer sa fille et madame *Vervilli*, l'une
âgée d'environ trois ans, et l'autre de vingt.

Je voulus être témoin de cette épreuve ;
l'impatience de faire jouir mes concitoyens des
avantages de la vaccination, ne me permit pas
d'en attendre l'issue. J'emportai, le 24 ventôse
dernier, le germe vaccin ; et le lendemain au

matin, conjointement avec le cit. *Alexandre*, notre collègue, et le citoyen *Durou*, officier de santé, je vaccinai sept enfans ; le premier y soumit trois des siens : vers l'après-midi ils hasardèrent sur un pareil nombre ce qui était resté de virus sur les verres, et ce ne fut pas sans fruit.

Ce premier succès nous mit bientôt à portée de généraliser nos expériences ; et, dans moins d'une décade, près de cent sujets de tout âge, de tout sexe, furent vaccinés. Plusieurs autres officiers de santé ont suivi notre exemple.

On voit déjà que nous avons été bien plus heureux que les médecins de Paris ; leurs premiers essais, avec la matière envoyée de Londres, parurent d'abord réussir ; mais elle se perdit bientôt dans leurs mains, et il fallut que le docteur *Voodville*, médecin de l'hôpital de petite vérole naturelle et inoculée à Londres, portât à Paris un nouveau germe qu'il avait recueilli à Boulogne 24 heures auparavant.

Les inoculations pratiquées avec cette nouvelle matière, offrirent une marche plus régulière et un caractère mieux prononcé.

L'ensemble des phénomènes qui ont assez constamment accompagné nos opérations, différant très-peu du tableau que nous a transmis le comité médical de Paris, je le copierai, en me réservant de vous exposer les faits intéres-

sans, les singularités, les aberrations nombreuses que j'ai soigneusement observées.

« Point de travail sur les parties vaccinées
» durant les quatre premiers jours ; au com-
» mencement du cinquième, rougeur, un peu
» d'élévation à toutes les piqûres, ou à quel-
» ques-unes seulement ; du cinquième au sep-
» tième, accroissement de la rougeur, et il
» se forme un petit bouton qui a une dépres-
» sion au centre.

» Sur la fin du septième, extension du bou-
» ton ; il présente un bourrelet qui contient
» une matière limpide déjà très-apparente, et
» qui lui donne un coup d'œil argenté ; la
» dépression alors est plus marquée.

» A cette époque, on voit autour de chaque
» bouton un cercle d'un rouge plus ou moins
» vif, que l'on nomme *aréole*.

» A ce cercle succède, vers la fin du hui-
» tième, ou au commencement du neuvième,
» une inflammation autour des boutons, qui
» présente l'aspect flegmoneux, avec tension
» et gonflement, du diamètre d'un pouce et
» demi ou deux pouces, et quelquefois davan-
» tage. Lorsque les piqûres sont rapprochées,
» ces rougeurs se confondent et ne forment
» qu'une seule plaque.

» Depuis la formation de l'aréole, jusqu'à
» celle de la plaque, le vacciné éprouve du

» mal-aise , des bâillemens , quelquefois des
» nausées, ou même des vomissemens, comme
» dans la variole inoculée ; ce dernier symp-
» tôme est fort rare.

» Communément il y a fréquence dans le
» pouls , et même de la fièvre qni peut durer
» deux et trois jours. Chez les personnes ner-
» veuses il peur survenir quelques mouvemens
» spasmodiques ; le malade se plaint de dou-
» leur aux aisselles, d'une chaleur mordicante,
» d'une démangeaison vive aux parties vacci-
» nées , et de pesanteur au bras ; mais ces
» symptômes n'existent pas toujours ensemble.
» Dans tous les cas , on sent autour de chaque
» bouton et dans toute l'étendue de la plaque,
» un gonflement qui est dû à l'engorgement du
» tissu cellulaire.

» Le bouton a acquis alors tout son déve-
» loppement , et chacune des cellules qui le
» composent , contient une humeur limpide.

» Du neuvième au dixième jour la plaque
» s'éteint, et il ne reste plus ordinairement
» que des efflorescences qui se prolongent sur
» les parties environnantes , et la fièvre cesse.

» Sur la fin du dixième ou au commence-
» ment du onzième , il se forme une croûte
» jaunâtre au milieu de chaque bouton ; cette
» croûte noircit du douzième au treizième , et
» elle tombe du ving-cinquième au trentième.

» Quelquefois , par l'effet des piqûres trop
» profondes, ou par le frottement, il survient
» sous cette croûte une apparence de suppu-
» ration , qui est absolument accidentelle. »

Sur près de quatre cents inoculations pratiquées dans cette ville ou dans les environs, j'ai
vérifié l'exactitude des tableaux qui sont par-
venus jusqu'à nous ; mais la marche de la maladie m'a souvent paru beaucoup plus lente.
Les symptômes plus prononcés, les signes d'un
travail général plus saillans , les suppurations
des croûtes plus abondantes, plus prolongées ,
quoique la presque totalité des enfans ait été
vaccinée de bras à bras ; cependant les fausses
vaccines n'ont pas été rares , et leur développement n'a pas toujours suivi l'ordre tracé dans
les écrits publiés jusqu'à ce jour. J'en ai vu
de tardives , que j'ai jugé telles par l'absence
des traits distinctifs de la vraie vaccine , par
l'absence absolue de la fièvre et des symptômes
indicatifs d'un travail général. Dans ces fausses
vaccines, le germe m'a paru agir , non comme
conducteur d'un virus , mais comme corps
étranger, à l'expulsion duquel la nature n'em-
ploie que l'action organique des parties qui
avoisinent la piqûre.

La fille cadette du citoyen *Marras* , âgée de
quatorze mois , et parfaitement bien nourrie ,
fut vaccinée le 25 ventôse : éruption dans l'or-

dre le plus régulier d'une seule vésicule, quoiqu'elle eût reçu huit piqûres : apparence de
dessiccation le treizième jour ; apparition d'une
phlictaine sur toute l'étendue de la plaque, qui
avait un pouce et demi, tout au moins. Je la
perçai avec une aiguille, sans enlever l'épiderme ; j'en vis couler près d'une once de sérosité, semblable à celle de la vésicule vaccine
dans son plus beau développement. La vésicule
effacée par la phlictaine, reprit son cours
ordinaire après cette ponction ; mais la plaque
a fourni une longue et abondante distillation
d'une liqueur jaunâtre et pariforme ; ce n'est
même que depuis peu de jours que cette liqueur a pris la consistance croûteuse.

Un enfant âgé de sept mois, le petit *Figaro*,
reçut le virus vaccin délayé sur le verre le 25
ventôse, au soir. Le 30, éruption de trois
vésicules bien prononcées ; le 4 germinal suivant, fièvre violente, vomissement, diarrhée
pendant deux jours. Le cinq, des plaques
rouges sur plusieurs points de la peau, d'un
pouce de diamètre. On voyait au centre de ces
plaques, des phlictaines remplies d'une liqueur limpide et très-séreuse. Le sept, ces
ampoules eurent l'air de disparaître ; le huit,
de nouveaux boutons se montrèrent en assez
grand nombre sur toute l'habitude du corps ;
ils avaient l'apparence des pustules qui dis-

tirguert la petite vérole volante. Le dix,
ils parurent vouloir se dessécher ; le onze,
le malade éprouva un nouvel orage fébrile,
qui donna aux pustules un caractère plus
variolique. Cependant la matière contenue
dans ces pustules n'acquit jamais la nature
vraiment purulente, elle ressemblait davantage au fluide vaccin , leur dessiccation a
eu plus de rapports avec la dessiccation des
vésicules vaccines, qu'avec celle des pustules
varioliques. Elle a été simultanée pour les
boutons et les vésicules. Le malade n'a rien
perdu de sa gaieté , ni de son embonpoint
pendant la durée de cette longue et singulière
maladie.

Cinq enfans vaccinés avec le fluide pris sur
les piqûres de cet enfant , ont eu des vaccines
vraies et très-régulières, sans éruption générale.

Une fille inoculée par le cit. *Figaro* , officier
de santé , au bras gauche , avec le fluide vaccin emprunté des vésicules de son fils , et au
bras droit avec la liqueur prise dans les boutons, n'a produit aucun effet. J'avais vivement
sollicité ce chirurgien de faire cette épreuve
comparative ; il y procéda plus tard que je ne
voulais : de là peut-être l'inutilité de la tentative.

Une dame , âgée de vingt ans , reçut cinq
piqûres assez rapprochées sur chaque bras ,

elle eut autant de vaccines dans l'ordre le plus régulier. Vers le neuvième jour , les aréoles s'étant confondues , formèrent une plaque qui devint érysipélateuse. La douleur , la rougeur, l'engorgement furent extrêmes , et accompagnés d'un mouvement febrile ; les vésicules séchèrent brusquement , offrirent une croûte noirâtre , l'état érysipélateux dura plusieurs jours , exigea le repos , et l'application des flanelles trempées dans une décoction émolliente et résolutive La chute des croûtes fut remplacée par un écoulement purulent qui n'a pas encore tari. L'imprudence avec laquelle cette dame exposa ses bras dans la seconde période de la maladie , à l'impression de l'air , donna plus d'intensité aux causes déjà existantes de l'érysipèle. La sœur de cette dame , vaccinée à Paris à peu près dans le même temps , a éprouvé le même accident.

Ces sortes d'érysipèles ont paru sur beaucoup de sujets , mais aucun n'en a été aussi gravement affecté que madame *Vervilli*.

Le petit *Larose* , âgé d'environ six ans , très-heureusement constitué , fut vacciné de bras à bras avec le germe pris sur les vaccines du jeune *Figaro*. A l'époque où l'éruption générale des boutons se manifesta , chaque piqûre donna une vaccine vraie. Le huitième jour révolu , une seule vésicule du bras gauche prit un aspect gangréneux très-décidé. La rougeur de l'aréole devint beaucoup plus foncée , et ne s'étendit pas comme les autres pour former la plaque. On remarqua , le neuvième jour , un bourrelet qui entourait exactement la vésicule; ce bourrelet, très-saillant, contenait un fluide vaccin.

Le onzième jour , l'aréole s'agrandit avec plus de rapidité que celle des autres boutons : le dix-septième jour de l'insertion le bourrelet se dessécha ; la tache gangréneuse existait encore , mais toujours superficielle. Le malade , d'ailleurs , n'a éprouvé que les symptômes ordinaires.

Un des enfans du citoyen *Alexandre* , âgé de cinq ans , soupçonné d'avoir eu la petite vérole , fut vacciné de bras à bras le 4 germinal. Le fluide mordit le lendemain sans aucun progrès. Le 10 , on apperçut sur deux piqûres un bouton s'élevant en pointe , et laissant encore couler une humeur puriforme à l'époque du 18 germinal. J'ai considéré ces deux boutons comme un premier exemple des fausses vaccines , excessivement tardives dans leur développement.

Le virus vaccin a très-heureusement réussi sur trois enfans que l'inoculation avait laissé dans un état fort équivoque ; mais il n'a point mordu sur plusieurs autres , soupçonnés d'avoir

eu la petite vérole. L'aînée du citoyen *Casto*
a été inutilement vaccinée deux fois.

Un enfant du Gesits, âgé de trois ans, très-
débile, reçut le virus vaccin de bras à bras le
4 germinal. Quatre jours après, fièvre, vomissement, diarrhée dissentérique, tension
abdominale, tenesme, expressions plaintives
de la plus vive douleur. Le cinquième jour,
développement des boutons vaccins sur cinq
piqûres, ténacité des épiphénomènes précé-
dens, la septième éruption pétéchiale sur toute
l'etendue de la peau, taches pourprées avec
des formes irrégulières, leur rétropulsion dans
les vingt-quatre heures, c'est-à-dire, le 9.^e
jour de l'insertion. Un officier de santé lui
prescrivit l'ipecacuanha avec la manne ; ce re-
mède procura deux évacuations par haut, sans
rien changer dans le cours de sa diarrhée. Il
mourut le 18 germinal, quatorze jours après
l'opération. Les vésicules vaccines, examinées
à l'époque de son agonie, avaient acquis la
forme et le volume ordinaire. Elles étaient
seulement très-pâles, par l'effet de l'extinction
des forces vitales. On remarquait un affaisse-
ment excessif sur celles du bras droit.

Un enfant de quatorze mois, que la mère de
cet infortuné allaitait, avait été vacciné le
même jour que son frère. La marche de la
vaccine fut des plus régulières. Les parens ne

voulant pas que leur fils partageât le danger, le retirèrent dans leur maison le 12 germinal. Il jouissait à cette époque de la meilleure santé; on prit même sur lui du germe pour plusieurs individus, chez lesquels il a parfaitement réussi. Le 22 il fut atteint d'une diarrhée muqueuse, avec fièvre. On m'appela deux jours après; je trouvai l'enfant presque sans pouls, couvert de pétéchies, semblables à celles que j'avais observé sur le fils de sa nourrice, avec tension extrême dans le bas ventre. Je conseillai une potion carminative et légérement cordiale; je fis bientôt après appliquer deux vésicatoires aux jambes. Le 25, les pétéchies prirent un aspect exanthématique, satisfaisant; les forces vitales parurent remontées et le bas ventre moins tendu, la diarrhée moins abondante, moins séreuse. Il rendit le lendemain un ver par la bouche, ce qui détermina l'emploi d'un vermifuge non irritant.

Le 25, les orages qui avaient alarmé le 23 germinal, se reproduisirent. Même prostration des forces, même oppression, même débilité dans le pouls; *une potion cordiale devint nécessaire* : les plaies des vésicatoires n'avaient pas pâli, les exanthêmes conservaient leur rougeur, la diarrhée était moins abondante. Le 26 au matin, calme perfide, décoloration des exanthêmes, engorgement de la poitrine, toux, diarrhée persévérante, avec moins de météorisme.

Le 27, mêmes symptômes, déjections plus fétides : le 28 au matin, agonie, bientôt suivie de la mort.

L'observateur impartial ne peut voir dans l'enfant du Gesits que la complication funeste d'une fièvre maligne pétéchiale, d'un flux dissentérique coïncidant avec la vaccine qui poursuit régulièrement sa marche ; il reconnaîtra dans l'autre sujet la même complication, acquise par voie de contagion ; avec cette différence que la diarrhée de celui-ci eut un caractère plus colliquatif que dissentérique, et que la vaccine n'a pu rien ajouter à la férocité de la maladie, puisque depuis plusieurs jours elle avait heureusement parcouru ses divers périodes, sans laisser aucune trace de son passage.

Ces événemens malheureux ont donné cours à des rumeurs mensongères. La vaccination n'a pas échappé aux plus amères censures ; de fortes préventions se sont élevées, déjà elles entravent sa marche bienfaisante ; elles inspirent des inquiétudes, elles provoquent des répugnances qui pourront devenir funestes à la société.

Le citoyen *Vaume*, dans une brochure récente dont on a vu des extraits dans plusieurs journaux, attribue la mort de quelques enfans à l'action du virus vaccin. . . . Mais le citoyen *Laffise*, dans une lettre adressée au Comité le 6 germinal dernier, déclare que la petite *Goupy*, de la rue Thevenot, a succombé à une fièvre évidemment rémittente qui n'appartenait pas à la vaccine, et qu'on ne pouvait en rien conclure contre ce genre d'inoculation.

Le citoyen *Moore*, qui a traité la petite *Levitz*, rue Sainte-Apolline, assure qu'elle est morte d'une angine suffocante, (nommée *croup*), survenue pendant la vaccination. Il donne les détails de cette maladie dans une lettre du 1.er floréal.

Enfin le citoyen *Duchenoy* nous apprend que la petite *Cuiler*, rue du faubourg Montmartre, a été enlevée par une maladie qui n'avait rien de commun avec la vaccination, pratiquée six mois auparavant. On voit que par-tout l'ignorance ou la passion cherchent à tirer parti de toutes les circonstances, pour arrêter les progrès de cette importante découverte. C'est ainsi qu'à Toulouse, un enfant enlevé par une forte indigestion, le 17.e jour de sa vaccination, fournit des prétextes à des déclamations.

Si, comme on l'assure, les traits partent de ceux qui, par leurs droits à la confiance publique, peuvent influencer l'opinion, pourquoi

quoi ne s'expliquent-ils pas d'une manière ouverte et franche ? Pourquoi ne publient-ils pas leurs raisonnemens et leurs preuves ? Pourquoi ne mettent-ils pas ainsi les partisans de cette méthode, à portée d'abjurer leurs erreurs, ou de réfuter celles qu'on leur oppose ? Ce procédé loyal ne serait-il pas préférable à ces critiques obscures, à ces clameurs sourdes, bien plus propres à jeter l'alarme qu'à répandre des lumières sur cette nouvelle branche de l'art ? On s'appesantit, avec affectation, sur deux malheurs très-indépendans de la vaccine, on se tait sur ses innombrables succès ; on voit sans frayeur les cadavres que la petite vérole amoncelle chaque jour sous nos yeux : d'ailleurs, personne n'a prétendu que la vaccine préservât des maladies étrangères à la variole, ni qu'elle donnât un brevet d'immortalité.

La fille du citoyen *Ducos*, officier de santé, âgée de trente mois, dont la joue droite était couverte d'une croûte de gourme, inoculée de la vaccine le 4 germinal au soir. Deux jours après, éruption précoce d'un bouton sur une piqûre. Le 8 du même mois, six nouveaux boutons, précédés dans la nuit du 7 au 8 d'une fièvre très-violente avec altération, une rougeur extrême et des mouvemens convulsifs. Le père, soupçonnant une affection vermineuse, lui donna quatre cuillerées d'huile d'amandes

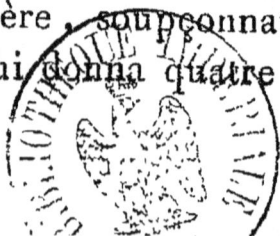

B

douces ; les accidens se calmèrent, et à la fièvre succéda une éruption générale, ou plutôt une petite vérole des plus discrètes et des plus bénignes. On remarqua que les pustules varioliques se pressaient en groupe autour de la croûte, qu'elles étaient beaucoup plns multipliées près des boutons vaccins, mais que leur tendance naturelle vers la purulence avait été enchaînée par l'influence du virus contenu dans les vésicules, dont la marche a d'ailleurs été très-régulière. Par-tout ailleurs les pustules varioliques aboutissaient à une belle suppuration : voilà une circonstance où le virus variolique avait, sans aucun doute, l'antériorité d'action et développement sur le virus vaccin, sans pouvoir le paralyser.

Vous venez d'entendre, Citoyens, l'histoire des vaccinations pratiquées dans cette ville. Je suis entré dans le détail des observations qui, par leur singularité, m'ont paru propres à éclaircir cette branche de l'art. Je n'ai pas dissimulé celles qui ont pu prêter des armes à l'ignorance, à la passion ou à l'intérêt : je passe maintenant à l'examen de quelques questions d'une grande importance.

En considérant la vaccine sous tous ses rapports extérieurs et sensibles, on n'apperçoit sur le pis de la vache qu'une vésicule très-resblante à la pustule maligne : sur l'homme, elle se rapproche du flegmon érysipélateux très-circonscrit, avec cette différence essentielle, que celui-ci se termine par la suppuration, et que la vaccine ne donne qu'une liqueur limpide, qui ne s'épaissit et ne devient puriforme que le dixième, le onzième ou le douzième jour, à compter de celui de l'insertion.

Ce bouton n'est pas seulement le produit de la piqûre ou de la légère blessure faite par la lancette ; il est l'effet constant du fluide vaccin qui, par son principe irritant, agit comme un aiguillon, et détermine sur la partie un engorgement lymphatique et sanguin. J'ai constamment observé que la plus légère impression de la lancette, chargée de virus, était suivie d'un bouton vaccin aussi prononcé, qu'on pourrait l'obtenir d'une incision très-profonde.

La vaccine, examinée dans toutes ses phases, devient un objet bien digne des méditations d'un médecin philosophe.

M. *Nowel* pense que sa nature ne diffère de celle de la petite vérole humaine, que par son origine, et par le caractère particulier de sa bénignité. Il cite en preuve un enfant vacciné, qui au cinquième jour de l'insertion, jour ordinaire de crise, éprouva la pousse de quatre dents, dont deux œillères ; cette crise fut accompagnée d'une forte fièvre, laquelle jointe à celle qu'avait produit la vaccine, fit jaillir sur le corps une éruption de 262 boutons larges, remplis d'une matière limpide.

Cette observation, celle du petit *Figaro*, les exanthèmes qui ont si fréquemment paru sur nos vaccinés, l'inflammation érysipélateuse des bras, la tuméfaction des glandes axillaires, l'espèce de stupeur douloureuse qui se fait sentir le long des muscles dorsal et pectoral, l'agitation, les inquiétudes, la chaleur mordicante et autres symptômes, ne permettent pas de regarder cette maladie comme purement locale.

On y distingue, comme dans la petite vérole inoculée, trois périodes qui se succèdent dans le même ordre. D'abord, le développement d'un ou de plusieurs boutons sur les piqûres, puis un travail général, marqué par la plupart des phénomènes précurseurs de la variole artificielle ; celle-ci ne diffère de l'autre que par la nature du dépôt extérieur ; on voit, dans l'une, des pustules, ou plutôt de petits abcès ; dans l'autre, un flegmon érysipélateux, surmonté d'une vésicule remplie d'une sérosité limpide.

La nature active, au lieu de diriger l'hétérogène vers tous les points de l'habitude extérieure, affecte de la porter vers le siège de l'irritation primitive, et par un mécanisme très-analogue.

Combien d'exemples d'inoculations de la variole ne pourrait-on pas citer, dans lesquels tout s'est réduit à l'éruption locale, sans laisser les inoculés plus accessibles aux atteintes de la contagion ? Ne sait-on pas que des fièvres varioleuses, sans aucune espèce d'éruption, ont, dans certaines épidémies, pleinement acquitté quelques individus du tribut que l'humanité paye à ce terrible fléau : (autre titre d'affinité entre ces deux maladies.)

Suivant M. *Aubert*, médecin de Genève, la vaccine est la même dans tous les lieux où on l'a transplantée. Les descriptions communiquées par les médecins allemands et français, semblent, par leur uniformité, donner de la consistance à cette assertion. J'ai vérifié, sur une partie considérable de nos vaccinés, la fidélité des tableaux fournis par le comité médical de Paris, par celui de Reims ; mais, je dois le dire, ici plus qu'ailleurs les aberrations ont été nombreuses.

J'ai vu très-souvent la succession des périodes morbifiques plus lente, la sortie des boutons, le développement des vésicules vaccines, l'orgasme fébrile, la formation des plaques, leur desquamation, la chute des croûtes, dépasser le terme ordinaire et suivre une marche plus tardive. Quelquefois la vaccine ne s'est déclarée que le sixième, le septième, le hui-

tième , ét jusqu'au seizième jour ou plus tard.
Nous avons vu des piqûres commencer le travail, lorsque les autres, faites en même-temps,
marchaient vers l'époque de la dessiccation.
Je pourrais noter des fièvres qui ont paru seulement au dix-huitième jour et au-delà , des
piqûres encore fraîches et coulant après le 3o.ᵉ
jour. Je rapporterai des exemples de fausses
vaccines à des époques très-reculées.

Un trait frappant a sur-tout distingué le caractère particulier de nos vaccinés ; c'est la
multitude d'éruptions qu'on a observées , des
exanthêmes , des éruptions miliaires , vésicu-
laires , scarlatines ; quelques espèces de rou-
geoles se sont manifestées sur divers individus,
pendant le cours des vaccines les plus régulières , sans l'appareil catarral qui les précède
ordinairement.

Ces exanthêmes fugitifs , exempts de tout
accident , survenus à toutes les époques de la
maladie, n'ont cependant pas passé aux enfans
inoculés avec le fluide pris sur ceux qui les
avaient. On a observé des érysipèles sur les
bras de ceux dont les piqûres étaient très-rap-
prochées , et beaucoup d'écoulemens puri-
formes après la chute de la première croûte.

Ces variations n'empêchent pas que la vaccine n'ait présenté dans cette ville le caractère
qui lui est propre. Des transmissions succes-

sives ne paraissent pas en avoir affaibli le principe indélébile ; son action plus ou moins
énergique sur l'économie animale, s'est constamment soutenue et a été marquée au même
coin. Si les forces trusives ont plus souvent
qu'ailleurs dirigé la matière élaborée vers les
émonctoires cutanés, on peut l'attribuer, peut-
être, à la température d'une des parties de la
République la plus méridionale, à la constitution physique de ses habitans, et à leur dis-
position naturelle à ce genre de crises.

Plusieurs médecins regardent la vaccine
comme une affection purement locale ; mais
sa sphère d'activité a bien plus d'étendue, où
l'on ne saurait y voir qu'un ridicule talisman.

On a dû remarquer, dans le détail des phénomènes qu'elle a offert, un ensemble d'efforts
organiques, un concours actif des principaux
systèmes, qui ne peuvent dépendre d'une simple division de l'épiderme. Le développement
secondaire du bouton vaccin appartient bien
moins lui-même à l'impression topique du virus, qu'à la conspiration générale des forces
vitales. Comment concevoir autrement la réa-
lité d'une modification, à la suite de laquelle
l'économie animale peut impunément braver
la plus redoutable des contagions ?

Toujours en garde contre les inductions ra-
tionnelles, je cherche des expériences et des

faits. Le docteur *Voodville*, médecin de l'hôpital d'inoculation à Londres, m'apprend qu'il
a inoculé de la petite vérole la plupart des enfans vaccinés trois mois auparavant, sans pouvoir la leur communiquer. Il reconnut chez
un des sujets, un travail local, c'est-à-dire,
une légère inflammation aux piqûres; elle fut
suivie de la suppuration. Chez un autre, le
travail local fut accompagné d'un mouvement
fébrile : aucun n'a offert le plus léger indice
d'éruption générale.

Pour s'assurer de la nature de l'humeur puriforme, produite par l'inflammation des piqûres, il inocula avec cette matière deux enfans qui n'avaient pas eu la variole, et qui
n'avaient pas été vaccinés; il en résulta une
infection varioleuse, avec fièvre, comme on
l'observe dans l'inoculation ordinaire. Des expériences aussi concluantes laissent bien peu
de prétextes au doute. Dans ces circonstances,
le germe variolique a bien évidemment agi sur
l'incision comme le *Spina Helmontii* ; il a
provoqué une inflammation suivie d'une suppuration, dont la matière a conservé, ou plutôt a étendu le virus variolique ; mais ce fer-
ment subtil a trouvé, dans des organes modifiés
par la vaccine, un correctif victorieux.

M. *Husson* porta, en vendémiaire dernier,
les bienfaits de la vaccine à Reims, où régnait

alors la petite vérole. Sur mille quatre-vingt-treize morts pendant le cours de l'an 8, cinq cents périrent de cette cruelle maladie.

C'est dans les mêmes circonstances que j'ai introduit la vaccination dans cette ville, où ce fléau avait moissonné plus de cent individus depuis un an. L'imprudente témérité avec laquelle plusieurs de nos vaccinés se sont depuis près d'un mois impunément exposés aux atteintes de la variole, disséminée dans tous les quartiers, fournit déjà à mes concitoyens, sinon une preuve décisive, du moins un préjugé favorable à l'opinion que je défends.

Dans le mois de vendémiaire dernier, le célèbre docteur *David*, de Roterdam, écrivait à M. *Nowel*, que les expériences répétées avec le germe envoyé de Bonlogne, avaient obtenu les succès les plus complets.

Le docteur *Jenner* lui assurait, à la même époque, que parmi plus de 5o,ooo personnes inoculées de la vaccine, un tiers de ce nombre avait été exposé de toutes les manières possibles à la contr'épreuve, sans que la petite vérole ait pu mordre sur aucun de ces individus; qu'il est constamment occupé à répéter ses expériences, sans qu'une seule ait mis en défaut sa théorie, et infirmé ses conclusions.

Six cents enfans vaccinés à Genêve, ont communiqué de la manière la plus directe avec d'autres enfans infectés de la petite vérole, durant le cours d'une épidémie meurtrière, avec une aussi heureuse impunité ; l'inoculation n'a pas eu plus d'effet, quoiqu'on l'ait pratiquée sur un très-grand nombre.

M. *Nowel*, médecin à Boulogne, confirme ces vérités consolantes par des essais non moins heureux.

Enfin, le comité médical de Paris, pour donner une preuve plus authentique de la vertu prophylactique de la vaccination, a fait sur plusieurs enfans vaccinés, des incisions très-profondes, qui, suivant les inoculateurs, occasionnent les éruptions varioliques les plus abondantes ; il a même porté l'attention, jusqu'à introduire à plusieurs reprises une grande quantité de virus très-récent dans les plaies ; cependant, sur dix-neuf sujets ainsi inoculés, aucnn n'a eu le moindre indice de petite vérole ; sur quatorze, les piqûres se sont promptement effacées ; sur les cinq autres l'inflammation n'a pu être considérée que comme l'effet de l'irritation locale, produite par la plaie, et sans doute par la nature stimulante d'un pareil germe. Cette inflammation a commencé le jour même de l'insertion, la marche en a été des plus rapides. On a vu le même travail sur des personnes qui, ayant eu la petite vérole, se sont faites inoculer ensuite. La matière prise dans ces foyers et transmise à des enfans non vaccinés, a donné lieu à une infection générale.

Cette masse imposante d'observations, communiquées par des hommes dont la candeur égale les lumières, ne laisse aucune ressource au parti de l'opposition. Elle résont le problème d'une manière tranchante.

Mais s'il est certain qne la vaccine préserve pour toujours de la petite vérole, il n'est pas moins vrai qu'elle n'offre aucune garantie contre les autres maladies ; elles ne reçoivent sans doute aucune influence de la vaccine, et on doit les traiter comme si une pareille complication n'avait pas lieu ; elle n'en éprouve d'autre, à son tour, qu'un développement, quelquefois plus tardif.

M. *Nowel* prétend avoir vacciné plusieurs enfans faibles, valétudinaires, souvent attaqués d'une coqueluche violente. Deux, entr'autres, étaient consumés par une fièvre périodique ; ils ont tous joui de la meilleure santé depuis l'opération.

Husson, dans ses recherches historiques et médicales sur la vaccine, rapporte les changemens avantageux, opérés par l'action du virus vaccin sur deux enfans, dont l'un était tourmenté depuis trois ans d'une migraine périodique des plus violentes, et l'autre languissait depuis sa naissance, et éprouvait, à la suite d'une maladie grave et longue, une toux fréquente et convulsive, sans expectoration, avec gonflement considérable des glandes du col et du mésentère.

Encouragé par ces exemples, j'ai osé suivre le même procédé sur une fille âgée de trente mois, infructueusement inoculée en l'an 7 de la variole, et travaillée par une humeur de gourme qui coulait abondamment et constamment de sa tête. Elle a parfaitement soutenu le travail vaccin. L'écoulement a disparu pendant plus de quinze jours ; il s'est reproduit ensuite pendant deux ou trois jours, après lesquels il a cessé. Elle est maintenant, à tous égards, beaucoup mieux. Ces heureux exemples prouvent sans doute les révolutions que ce virus actif peut opérer sur les maladies chroniques ; et ceux qui ont médité la doctrine clinique du célèbre *Bordeu*, savent bien qu'il est des maladies dans cette classe, dont on ne triomphe qu'en les transformant en maladies aiguës. Mais pourquoi ces médecins, en offrant des modèles aussi hardis, n'y ont-ils pas joint des réflexions capables d'arrêter l'ignorance téméraire et de guider la science timide ? L'événement rapporté par le docteur *Bauchène*, dans le Journal des débats, prouve que ces tentatives doivent être dirigées avec prudence et discernement.

Le même médecin prétend avoir acquis la preuve certaine , que le germe vaccin ne mord pas sur ceux qui ont eu la petite vérole ; et , dans ce cas , la contr'épreuve de l'inoculation ordinaire ne réussit pas davantage.

M. *Aubert* partage la même opinion ; j'ai pardevers moi des observations qui la fortifient.

L'expérience a encore montré qu'on ne prend pas deux fois la vaccine , ou qu'elle se développe très-imparfaitement , lorsqu'on l'inocule aux personnes heureusement vaccinées ; ce qui établit un nouveau trait d'analogie entre les deux virus.

En parlant de cette affinité , n'oublions pas un point de partage bien essentiel ; l'un est contagieux , l'autre ne l'est pas. Le fluide vaccin n'a des droits sur l'économie animale , que par son application immédiate sur la peau , dépouillée de son épiderme ; la variole se transmet par efluves.

La vaccine n'a., dans aucun cas , produit les accidens si familiers à la petite verole , comme convulsions , vomissemens , clous , furoncles , dépôts , ophtalmies , maux d'oreilles , etc. ; j'ai sur-tout remarqué , dans le cours de nos opérations , que la fièvre constitutionnelle vaccinale différait des autres par l'intégrité des forces physiques et morales , qu'elle n'était jamais accompagnée de cette lassitude , de cet

abandon pénible, de cette prostration plus ou
moins prononcée dans les fièvres ordinaires les
moins graves. Elle est presque toujours exclu-
sive des affections spasmodiques ; une jeune
demoiselle a seule éprouvé un léger tremble-
ment pendant la période la plus orageuse de
cette maladie. Ce qu'on doit d'autant plus remarquer, qu'il est peu de contrées où l'ataxie
nerveuse se fasse aussi vivement sentir dans la
plupart des maux aigus ou chroniques.

Le docteur *Voodville* assure que l'impression
du fluide vaccin ne se borne pas aux piqûres.
Chez les trois quarts de ses malades, il y eut
éruption à la surface du corps ; ces éruptions,
composées de boutons très-semblables à ceux
de la petite vérole, furent nombreux, et accompagnés de symptômes graves chez plusieurs individus. Un enfant périt dans les convulsions,
le onzième jour de la vaccination, après une
sortie de cent boutons.

Ce médecin n'a pu se défendre d'attribuer
ces redoutables effets à l'influence d'un atmosphère varioleuse. Il était plus raisonnable d'y
voir la propagation ordinaire de la petite vérole, qui régnait dans le temps et dans le lieu
où il inoculait la vaccine. Pourquoi ne nous
instruit-il pas mieux sur l'issue de ses opérations ? Pourquoi ne nous dit-il pas si, dans ces
circonstances, l'activité du virus variolique
rendit nulle celle du fluide vaccin ?

L'observation du petit *Figaro* , le développement fréquent des exanthêmes , dans une
époque où je n'avais aucun motif pour les attribuer à la constitution dominante de notre (*)
atmosphère , l'appareil constant et non équivoque d'un travail général , enfin les points de
contact qu'on a remarqués entre le virus vaccin et le virus variolique , ne séduiront pas
ceux qui ont le rare talent de bien voir et de
bien juger.

Il me paraît évident , d'après le rapport
unanime des médecins qui ont couru la même
carrière , d'après les exemples bien plus nombreux des vaccines qui ne m'ont offert aucune
trace d'éruption , que cette maladie n'a pas un
caractère nécessairement éruptif , mais qu'elle
peut facilement l'acquérir et le déployer , soit
par l'influence du climat , par la constitution
dominante de l'air , soit par des dispositions
individuelles.

Ce qui n'est pas équivoque , c'est l'action
simultanée du virus vaccin et du virus variolique. Chez ceux qui , avant la vaccination ,
ont contracté le germe de la petite vérole , le

(*) Depuis la lecture de ce Mémoire , la rougeole a
pris une marche épidémique , et elle a attaqué indiffé-
remment les enfans vaccinés et ceux qui ne l'ont pas été.
Elle s'est montrée , sur quelques individus , avec des symptômes très-graves.

virus vaccin n'a pas le temps de neutraliser le virus variolique, ou plutôt, de cuirasser les organes contre ses traits ; la vaccine et la variole marchent ensemble, sans se confondre. On a même vu la rougeole, la scarlatine, se déclarer peu de jours après l'inoculation, parcourir leurs périodes ; et la vaccine, dont le développement avait été retardé, suivre ensuite son cours.

M. *Nowel* rapporte l'exemple d'un jeune homme de neuf ans, qui, déjà frappé par la contagion varioleuse, offrit, le 4.e jour de l'insertion vaccinale, les signes précurseurs de la petite vérole : elle eut effectivement lieu. Les ponctures séchèrent et ne donnèrent aucun bouton : on voit que, dans cette occasion, le germe variolique préexistant, a rendu nulle la force du virus vaccin ; mais ce médecin assure qu'il n'a rien ajouté à la malignité de la variole ; il croit, d'ailleurs, que celui des deux germes qui a l'antériorité de développement, prévient le développement de l'autre. Mais si l'observation de M. *Nowel* prouve l'ascendant qu'a pris le germe variolique sur le vaccin, l'exemple de la petite *Ducos* prouve bien incontestablement qu'il n'a pas toujours cet avantage.

M. *Voodville* a répété et confirmé les essais du docteur *Jenner* sur plus de deux mille sujets ;

jets ; il les a étendus par des expériences nou-
velles et relatives au développement simultané
de la petite vérole et de la vaccine. Il en résulte
que l'une et l'autre se sont fréquemment mon-
trees en même-temps ; que leur marche parallèle dans des enfans inoculés du bras gauche
avec le fluide vaccin, du bras droit avec le
pus variolique, n'a pas donné lieu à une dan-
gereuse complication. J'ai fait répéter cette
double expérience avec des germes pris sur
verre, le onzième jour de l'insertion, tant sur
les pustules varioliques que sur les vésicules
vaccines de la jeune *Ducos* ; le premier fut
inséré au bras gauche, le second au bras droit
d'un enfant de trois ans ; on vit éclore, le 6.e
jour, deux boutons au bras vacciné, et trois
à celui qui avait reçu le virus variolique. Ces
cinq boutons, précédés d'une fièvre qui a duré
près de trois jours, ont offert tous les caractères de la vraie vaccine. Le neuvième jour,
éruption, sur différentes parties du corps, de
boutons ressemblans à ceux du petit *Figaro*.
Depuis la cessation de la fièvre, l'enfant a re-
pris ses forces et toute sa gaieté. Les croûtes
des piqûres étaient sèches, le onzième jour les
fausses vaccines répandues sur la peau étaient
encore fraîches. Ce fait mérite d'autant plus
d'attention, qu'il fournit une nouvelle preuve
d'une éruption générale par l'effet de la vac-

C

cine , et le premier cas , peut-être , où le virus
vaccin ait absorbé le virus variolique.

Il ajoute que la variole ne reçoit point d'influence quand elle se développe avant la vaccine ; qu'alors la vaccination peut n'être suivie
d'aucun travail ; mais que la variole est très
heureusement modifiée , quand la vaccine se
montre avant elle : ce qui répond d'avance à
une des plus fortes objections qu'on pourrait
faire contre la nouvelle méthode.

Rien n'importe davantage au triomphe dura-
ble d'une aussi précieuse découverte , que de
fixer avec précision les caractères fixes qui dis-
tinguent la fausse vaccine de la vraie ; les sui-
tes d'une pareille méprise peuvent devenir bien
funestes. Celle-ci préserve , l'autre a le grave
inconvénient d'inspirer une fausse sécurité : on
sait combien l'incertitude du succès , dans
l'ancienne inoculation , a mis d'obstacle à ses
progrès.

J'exposerai d'abord le tableau qu'a déjà tracé
la commission médicale de Paris ; je passerai
ensuite à des réflexions qui pourront avoir leur
utilité.

« Sa marche est plus rapide , son dévelop
» pement prématuré. Le travail local com-
» mence le lendemain , quelquefois le jour
» même de l'insertion ; légère intumescence
» sur les piqûres , elles s'aplatissent en s'éten-

» dant. Dans le même temps paraît une aréole,
» le plus souvent d'un rouge pâle. Avant le
» sixième jour, cette intumescence prend l'as-
» pect d'un bouton, de forme ordinairement
» irrégulière, qui, au-lieu d'être déprimé vers
» le centre, s'elève en pointe et contient une
» matière jaunâtre qui, en séchant, ressemble
» à une gomme, et n'offre jamais la teinte
» argentée de la vraie vaccine. Ce travail,
» moins régulier, cesse toujours sans aucun
» soupçon de fièvre. »

Cette description, toute exacte qu'elle paraît, peut cependant égarer ceux qu'une expérience réfléchie n'a pas mis en garde contre
les méprises.

Par combien de faits ne serait-il pas facile
d'établir que de fausses vaccines ont paru dans
un ordre bien différent ; les écrits sur cette
grave matière laissent beaucoup à désirer.

J'ai vu, sur le petit *Despagnet* et sur d'autres enfans très-heureusement vaccinés, éclore
sur une partie qui n'avait pas été touchée par
le fer, et à un pouce au-dessus de la première
piqûre, un bouton qui s'est rempli d'une matière semblable à celle du fluide, et ne différait des autres vésicules vaccines que par le
défaut de dépression, par l'exiguité de l'aréole
et par l'absence de la plaque. Le cit. *Durou*,
témoin de ce fait, a rencontré un cas parfaite-

ment semblable sur un de ses vaccinés. Ces faits intéressans offrent le double exemple d'une fausse vaccine tardive, et d'une éruption qui est le produit d'un travail secondaire et général. Le citoyen *Dufourc*, notre collègue, peut vous citer l'exemple d'une fille âgée de vingt ans, qui, inoculée avec le germe envoyé de Paris, eut d'abord une fausse vaccine desséchée le neuvième jour, tandis que des boutons très-ressemblans à la vraie vaccine subsistaient encore à cette époque. Ce médecin y puisa la matière pour inoculer neuf sujets, et elle n'a donné que de fausses vaccines; une seconde insertion, pratiquée de bras à bras avec un virus qui a parfaitement réussi chez ceux qui l'ont reçu, n'a donné aucun résultat. Il a conclu, avec raison, de ces faits, que la fille dont il s'agit est inaccessible aux impressions du vaccin, ou qu'elle a déjà essuyé la petite vérole, malgré l'assertion négative de ses parens.

J'ai inoculé, à deux époques différentes, l'aînée de notre collègue *Casto*, de bras à bras, avec un bon germe; et tant de piqûres n'ont abouti qu'à une seule fausse vaccine, dont la croûte tenait encore le dix-huitième jour. Cette jeune personne n'a éprouvé aucune apparence de travail.

En parcourant la plupart des écrits publiés

sur la vaccine, l'homme sage s'afflige de n'y trouver aucune règle de conduite relativement au choix des sujets qu'on peut, sans danger, ou même avec avantage, soumettre à cette inoculation ; aucun précepte lumineúx, soit pour prévoir et combattre les complications éventuelles, soit pour indiquer les circonstances où des secours preparatoires deviennent utiles ou nécessaires.

Suivant beaucoup d'apologistes enthousiastes, on ne doit pas balancer de recourir à ce puissant préservatif dans toutes les positions de la vie, sans égard à l'âge, au sexe, ou aux infirmités.

Le comité de Paris, plus prudent dans ses instructions, dispense bien de toute préparation les individus sains ; mais il conseille de guérir préalablement ceux qui ne le sont pas.

Il veut qu'une personne éclairée décide du moment favorable, prononce sur le caractère de la vaccine, suive le vacciné, pour traiter avec méthode les maladies qui pourraient se déclarer pendant le cours de l'opération ; il recommande de ne jamais puiser le germe sur des sujets atteints de la petite vérole, ou soupçonnés de l'avoir été, puisqu'on s'exposerait à donner la fausse vaccine, et par suite, à la propager ; il recommande de suspendre toute entreprise pendant le travail de la dentition.

Il est réservé à toutes les découvertes utiles, de trouver des incrédules opiniâtres et des admirateurs outrés. La vaccine a pris en France une marche hardie, elle est devenue pour les hommes avides un objet de spéculation ; chacun a cru pouvoir s'ériger en inoculateur.

On a pu croire, sur la foi des Journaux, que l'effet de la vaccination se bornait à des vésicules superficielles, à une inflammation légère, dont la sphère d'activité ne s'étendait pas au-delà d'une très-petite portion du tissu cellulaire ; et, partant de ce principe, on a conclu qu'il suffisait d'insérer le fluide vaccin par la plus simple, par la plus facile des opérations, pour abandonner le reste aux soins de la nature. De là les prétentions téméraires du plus aveugle empirisme ; de là les fautes qui exposent la vaccination aux chances malheureuses qu'a éprouvé l'inoculation variolique.

Cependant, si l'influence physique du virus vaccin ne s'étendait pas au-delà des piqûres, la froide raison pourrait-elle accueillir l'espérance flatteuse qu'on nous donne ? Comment essayerait-elle de concilier de si grands, de si puissans résultats avec de si petits moyens ?

Une expérience de cinq semaines, bien insuffisante sans doute pour épuiser tous les objets de recherche et d'instruction, m'a mis à portée, sinon de trancher, d'éclaircir du moins ce sujet important.

En rappelant les phénomènes divers qui se sont présentés durant le cours de nos opérations, en rassemblant les traits épars de ce tableau mobile, en examinant la vaccine avec l'esprit d'analyse qui en divise, qui en évalue tous les élémens, il est difficile de ne pas voir que le virus vaccin doit franchir les limites de l'insertion pour s'introduire dans la masse du sang, où il produit un changement quelconque, soit comme principe de fermentation, soit comme hétérogène, capable d'exciter les forces motrices du système vasculaire.

Les orages fébriles qui éclatent pendant les dernières époques de la maladie, l'extension de l'aréole, la formation de la plaque, si analogues anx dépôts critiques qui terminent les maladies aiguës, tout décèle un travail général qui se prolonge souvent au-delà du quinzième jour.

A peine je fus le témoin des succès de la vaccine, que je conçus le désir de le voir employer comme moyen préservatif du claveau. Ses rapports avec la petite vérole, les avantages du claveau inoculé sur le claveau naturel, me parurent un motif suffisant pour déterminer un essai sur les bêtes à laine. Je sais que ces réflexions n'ont pas échappé au citoyen *Thore*;

et au moment où je les communiquais au Préfet , la correspondance de ce médecin présentait la même vue. Elle fut bientôt après reproduite par notre collègue *Laraillet*. Ce concours simultané d'idées fait espérer qu'un zèle patriotique réalisera ce projet , et étendra les avantages de la vaccine sur des animaux utiles à la prospérité de ce département.

La vaccine n'étant pas contagieuse , on ne court aucun risque en employant ce moyen.

Mais lorsqu'il s'agira de la contr'épreuve par l'inoculation du claveau , on isolera très-sévèrement les brebis destinées à cette vérification ; on préviendra toute communication , soit directe, soit indirecte , tant entre les bêtes inoculées et celles qui ne le sont pas , qu'entre les hommes qui les soignent et ceux qui veillent à la conservation des autres troupeaux ; sans quoi on s'exposerait à propager la contagion la plus désastreuse : il n'appartient qu'à la prudence de diriger une expérience aussi délicate.

Je propose un autre genre de contr'épreuve, qui , sans avoir les inconvéniens de l'inoculation, peut cependant donner la même garantie. Il consiste à conduire les individus vaccinés , environ deux mois après l'opération , au milieu d'un troupeau infecté de la clavelée : on l'exposera ainsi pendant un très-long intervalle

à l'action des miasmes contagieux ; et quel que
soit l'événement, on se gardera de le ramener
dans des bergeries saines, ou de le confondre
avec d'autres troupeaux.

Quelque confiance que m'inspire la vaccination, je n'en désire pas moins qu'après un intervalle convenable, les enfans et les aduites
vaccinés soient soumis à l'inoculation variolique. L'espèce de précipitation avec laquelle
la crainte fondée de la contagion nous a forcés
de répandre cette méthode salutaire, l'impos-
sibilité où nous nous sommes trouvés de donner l'attention convenable à tous les sujets,
doit laisser des inquiétudes raisonnables, ou,
tout au moins, des doutes pénibles pour l'ave-
nir. Je le répète ; la vraie vaccine préserve,
la fausse ne donne aucun titre de sécurité.

Ceux chez qui la vaccine n'a produit qu'une
affection locale, qui n'ont éprouvé, ni mouvement fébrile, ni une apparence de travail
général, qui ont reçu le germe d'un foyer
avant la formation de la plaque, ou lorsque
la matière a perdu sa transparence, ceux qui
ont reçu le germe d'un sujet déjà variolé, ou
seulement soupçonné d'avoir eu la petite vérole, doivent particulièrement se défendre
d'une confiance aveugle.

Je propose à tous ceux qui résistent à mon
invitation, un raisonnement auquel il me pa-

raît difficile de répondre, dans quelque hy-
pothèse qu'on se place. Lors même qu'elle n'est
pas nécessaire, elle donne toujours un motif
infaillible de tranquillité ; et cet avantage ne
peut être mis en parallèle avec la légère douleur qu'occasionnent quatre ou six piqûres.
Mais si on n'a reçu qu'une fausse vaccine, ne
doit-on pas regarder comme un bienfait, une
opération qui substitue une petite vérole dis-
crète et bénigne, à une maladie féroce qui
épargne à peine un centième de l'espèce humaine, et qui immole à sa fureur la septième
partie de ceux qu'elle frappe ?

———————————

P. S. Le Préfet de ce département invite,
par son arrêté du 3 floréal dernier, les citoyens
Dufau, *Dufourc* et *Thore*, médecins, à se
concerter pour la rédaction d'un apperçu som-
maire de leurs travaux, de leurs observations
et de leurs vues, sur les moyens de propager
et de rendre générale, dans toute l'étendue du
département, une méthode en faveur de laquelle se réunissent, jusqu'à ce jour, des
succès multipliés et presque toutes les opinions.

Je crois remplir les intentions bienfaisantes
de ce magistrat, en joignant à ce Mémoire des
détails instructifs sur le procédé de la vaccination.

On doit prendre le vaccin qu'on se propose
d'inoculer, lorsque la vésicule est dans son
plus parfait développement, immédiatement
après la formation de la plaque ; ce qui arrive
pour l'ordinaire du huitième au dixième jour,
avec des variations dépendantes de la célérité
ou de la lenteur avec laquelle l'action et la
réaction du virus vaccin ont lieu. On doit pré-
férer les vésicules qui n'ont été ouvertes ni
par le fer, ni par le frottement des habits.

La matière doit être prise en dedans du bourrelet, et à une certaine distance du milieu de
la vésicule. Si on pique le centre, on n'obtient
quasi rien ; tandis que, si on ouvre le bourrelet à l'endroit le plus saillant et près de la
peau, on tire du sang avec la sérosité.

Après avoir légèrement plongé la lancette
dans la vésicule, on est d'abord tenté de croire
qu'il n'y a rien ; cependant il en sort bientôt
une gouttelette séreuse, c'est-à-dire, une humeur claire, limpide et visqueuse ; quelques
minutes après qu'elle est exposée à l'impression
de l'air, elle sèche et ressemble quelquefois à
du verre fondu : c'est ce que l'on voit particulièrement lorsqu'on reçoit la matière sur
une lancette.

Il importe essentiellement de ne prendre la
matière que dans son état de limpidité ; car si
elle est roussâtre, purulente ou sanguinolente,

on s'expose à n'avoir pour résultat qu'une fausse vaccine. Lorsque la croûte vaccinale commence à se former, la matière n'est pas aussi bonne qu'auparavant.

La meilleure manière de conserver et de transmettre le virus vaccin, consiste à percer les vésicules sur plusieurs points, et on présente la surface plane de deux verres parfaitement égaux sur les gouttes qui suintent de la vésicule. On répète plusieurs fois cette opération, après quoi on joint les deux surfaces imprégnées du fluide, et on lutte les bords avec la cire d'Espagne.

Pour vacciner de verre à bras, on enlève la cire d'Espagne, on décolle les deux verres, on trempe un cure-dent dans l'eau distillée ou l'eau commune froide, avec lequel on délaye le vaccin, de manière à lui donner une consistance huileuse ; on recueille cette matière avec la pointe de la lancette qui doit servir à faire les piqûres.

Lorsqu'on se sert du vaccin frais, ce qui est préférable, et ce qu'on appelle vacciner de bras à bras, on rapproche les deux sujets, on perce la vésicule, lorsqu'on apperçoit le fluide ; on en prend un peu avec la pointe de la lancette, qu'il faut aussitôt incliner afin que le vaccin y descende. Aussitôt qu'on a percé l'épiderme, on dirige la lancette horizontale-

ment sur le bras , dont on a tendu la peau en
l'embrassant par-dessous d'une main , tandis
que de l'autre on insinue avec précaution la
pointe de la lancette sous l'épiderme , en lui
faisant parcourir une ligne ou une ligne et de-
mie entre la surface de la peau et la face in-
terne de l'épiderme ; on la laisse reposer un
instant dans la plaie ; et , en la retirant , il
faut y appuyer dessus avec le pouce , afin de
retenir le germe dans la piqûre. Par ce procédé
il ne sort pas ordinairement du sang ; mais s'il
en paraissait , on le laissera sécher sur la piqûre dans une chambre fermée et loin du feu.
Dans aucun cas on ne laissera couvrir le bras
du sujet vacciné , qu'un certain temps après
qu'il a reçu les piqûres.

On pratique de deux à trois piqûres sur chaque bras , en laissant entr'elles un intervalle
d'un pouce et demi. Il faut que les manches
des vêtemens soient fort larges , afin qu'elles
ne s'opposent pas au développement de la vésicule vaccine.

Deux ou trois minutes après l'insertion , on
remarque un cercle , ou plutôt une efflores-
cence rosacée , superficielle et fugitive autour
de la piqûre ; elle ressemble assez à celle que
produit la piqûre des orties. L'apparition de ce
phénomène m'a toujours paru être d'un bon
présage pour le succès de la vaccination.

ERRATA.

Page 9, ligne 13, *au-lieu de* pariforme, *lisez* puriforme.

Page 18, ligne 15, *au-lieu* d'action et développement, *lisez* d'action et de développement.

Nota. C'est par erreur qu'on a compris dans le corps de la matière, les deux dernières lignes de la page 15, et toutes celles de la page 16, jusqu'au dernier alinea de la même page, exclusivement : ces alinea devaient être mis en note. (*Avis de l'Imprimeur.*)

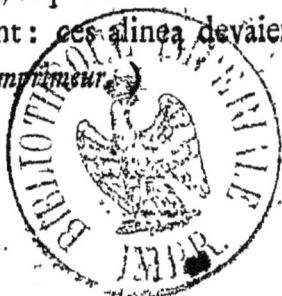

www.ingramcontent.com/pod-product-compliance
Lightning Source LLC
Chambersburg PA
CBHW071753200326
41520CB00013BA/3243